Guia de como criar um Shih Tzu

Tudo o que você precisa saber sobre cuidar de um Shih Tzu, desde o filhote até a velhice, em um guia completo e fácil de seguir.

B DOMANOSKI

Sumário

Introdução

Origens e História do Shih Tzu

Bem-vindos ao encantador mundo dos Shih Tzus, uma raça que não só possui um rosto irresistivelmente adorável, mas também uma história digna de realeza! A origem do Shih Tzu é um verdadeiro conto de fadas que se desenrola nas antigas cortes imperiais da China. Esses cães eram tão estimados pelos imperadores chineses que a sua posse era considerada um símbolo de luxo e status exclusivo da aristocracia.

Reza a lenda que o Shih Tzu é fruto da paixão entre um amor proibido de uma princesa tibetana e um príncipe chinês. Presenteados como símbolos de amor que transcendiam fronteiras, os Shih Tzus eram, na verdade, uma mescla mágica entre o Lhasa Apso tibetano e várias raças de cães chineses, como o Pequinês.

3

Esta combinação resultou em cães de porte pequeno, mas com uma dignidade e presença que parecem desafiar seu tamanho compacto.

Durante séculos, esses "pequenos leões", como eram chamados devido à sua juba abundante e aparência nobre, eram guardados a sete chaves dentro dos palácios imperiais. Acredita-se que eles tinham o papel de guardiões espirituais e traziam sorte, além de serem companheiros de colo e aquecedores de pés nas noites frias de inverno, é claro. O acesso a eles era tão restrito que somente nos meados do século XX eles começaram a ganhar o mundo, cativando corações por onde passavam.

E é essa combinação de elegância real, mistério histórico e charme indomável que faz do Shih Tzu não apenas um pet, mas um verdadeiro pedaço da história viva, caminhando graciosamente ao lado de seus humanos. Então, se você está se preparando para trazer um desses pequenos nobres para casa, prepare-se para ser parte de uma linhagem milenar de amor, luxo e um toque de magia!

Por que escolher um Shih Tzu?

Ah, os Shih Tzus! Esses pequenos tesouros de pelúcia são muito mais do que apenas um rosto bonito e um pêlo sedoso. Escolher um Shih Tzu como companheiro é como ganhar na loteria canina, e aqui estão algumas razões pelas quais você deveria considerar trazer um desses charmosos cãezinhos para a sua vida.

Companheiros de Colinho Exemplares

Os Shih Tzus foram praticamente programados para serem companheiros. Eles adoram aconchegar-se no seu colo e acompanhar seus movimentos pela casa. Se você está procurando por uma sombra fofa que responda ao seu chamado com uma abanada de rabo, o Shih Tzu é sua escolha perfeita!

Personalidade Radiante

Não se deixe enganar pelo tamanho; os Shih Tzus têm personalidades gigantes! Eles são alegres, brincalhões e cheios de vida. Sua presença pode iluminar um ambiente, e eles são mestres em arrancar risadas e sorrisos de todos ao redor.

Adaptação Versátil

Seja em um apartamento compacto na cidade ou uma casa com um grande quintal no campo, os Shih Tzus adaptam-se maravilhosamente a diferentes estilos de vida. Eles são bastante ativos dentro de casa e não exigem tanto espaço quanto você pensaria. Basta um canto acolhedor com uma cama macia e eles já se sentem em um palácio!

Amigos de Todos

Os Shih Tzus são conhecidos por seu temperamento amigável. Eles se dão bem com crianças, outros animais de estimação e, claro, adultos de todas as idades. Eles são sociáveis e adoram ser o centro das atenções, fazendo deles estrelas em reuniões familiares e encontros no parque.

Beleza Elegante

Com seus belos pelos longos e sedosos que podem ser estilizados de várias maneiras, os Shih Tzus são frequentemente considerados as estrelas do mundo canino. Se você gosta de moda e quer um companheiro que possa combinar com seu estilo, o Shih Tzu está pronto para subir na passarela com você!

Espíritos Resilientes

Apesar de sua aparência frágil, os Shih Tzus são surpreendentemente resilientes e robustos. Eles não apenas lidam bem com a rotina diária, mas também são conhecidos por sua longevidade, o que significa que seu companheiro peludo poderá enriquecer sua vida por muitos anos.

Escolher um Shih Tzu, portanto, é escolher alegria, companheirismo e uma pitada de luxo real. Se você está pronto para ser conquistado por um pequeno príncipe ou princesa de quatro patas, o Shih Tzu está mais do que preparado para entrar e reinar em seu coração!

Dados Básicos

Os Shih Tzus, com suas carinhas irresistíveis e personalidades encantadoras, são mais do que apenas um cão de colo; são verdadeiros membros da família. Conhecidos por seu pelo longo e luxuoso e expressões quase humanas, os Shih Tzus são uma das raças mais populares e adoradas em todo o mundo. Vamos explorar os dados básicos que caracterizam esta raça fascinante.

Expectativa de Vida

Os Shih Tzus são conhecidos por serem uma raça bastante longeva. Com os devidos cuidados, a expectativa de vida de um Shih Tzu é geralmente entre 10 e 16 anos. Muitos vivem bem até a adolescência, desde que recebam uma alimentação adequada, cuidados veterinários regulares e bastante amor e atenção de seus donos.

Tamanho

O Shih Tzu é classificado como uma raça de pequeno porte. Quando adultos, eles geralmente medem cerca de 23 a 27 centímetros de altura na cernelha (parte mais alta do ombro). Seu tamanho compacto os torna perfeitos para a vida em apartamento e para serem companheiros de colo e de aventuras urbanas.

Peso

O peso de um Shih Tzu adulto varia, mas geralmente fica entre 4,5 e 7,5 quilos. É importante manter um controle sobre o peso do Shih Tzu, pois essa raça pode facilmente ganhar peso se sua dieta e exercício não forem adequadamente gerenciados.

Pelagem

Uma das características mais distintas do Shih Tzu é sua pelagem luxuosa, que pode crescer muito longa e fluída. A pelagem do Shih Tzu requer cuidados regulares para evitar emaranhados e manter a saúde da pele. Muitos proprietários optam por manter seus Shih Tzus com cortes de pelo mais curtos, conhecidos como "corte de filhote", para facilitar a manutenção.

Temperamento

Os Shih Tzus são conhecidos por sua natureza amigável e comportamento dócil. Eles adoram a companhia de pessoas e se dão bem com crianças e outros animais de estimação. São cães bastante adaptáveis que se contentam tanto com um dia tranquilo em casa quanto com uma aventura no parque. Apesar de seu tamanho pequeno, têm uma personalidade grande e frequentemente não têm noção de seu porte diminuto.

Saúde

Embora sejam geralmente saudáveis, os Shih Tzus podem ser propensos a certos problemas de saúde, como questões respiratórias devido ao seu focinho curto, problemas oculares e de ouvido, e também questões ortopédicas como a displasia da anca. Cuidados preventivos, como check-ups veterinários regulares e uma boa higiene diária, são essenciais para garantir que eles mantenham a saúde em longo prazo.

Entender esses aspectos básicos sobre o Shih Tzu pode ajudar qualquer potencial proprietário ou admirador da raça a apreciar verdadeiramente o que torna esses cães tão especiais e amados por tantos. Com seu charme inegável e companheirismo leal, não é surpresa que tantas pessoas ao redor do mundo se apaixonem por Shih Tzus a cada dia.

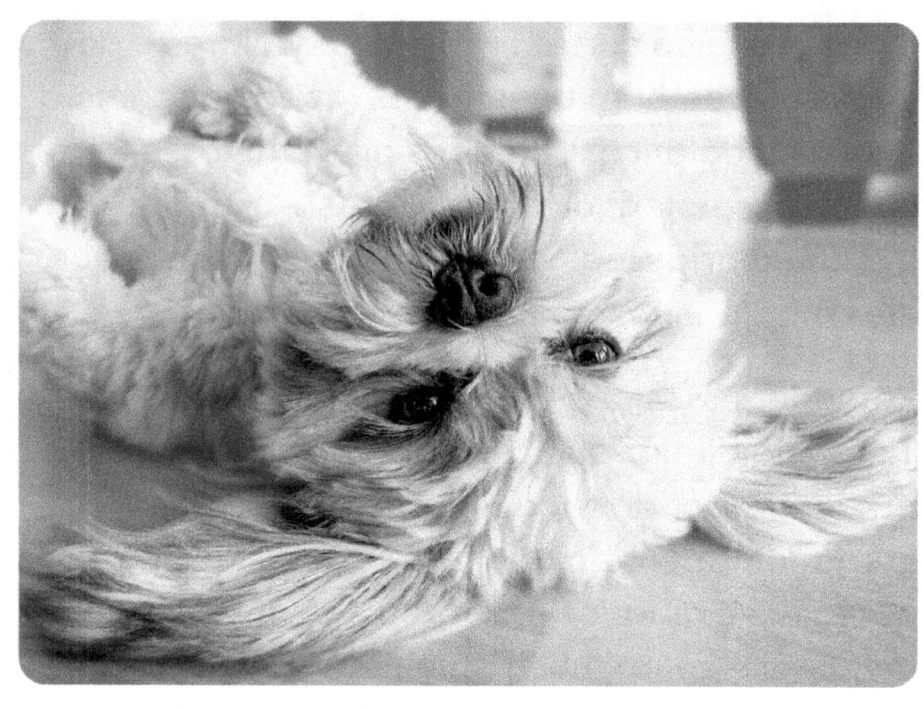

Orientações para escolha do filhote

Escolher um filhote de Shih Tzu é um momento emocionante e cheio de expectativas. No entanto, é crucial abordar essa escolha com cuidado e consideração para garantir que o filhote que você leva para casa seja saudável, feliz e um bom ajuste para seu estilo de vida. Aqui estão alguns passos essenciais para ajudá-lo a tomar a melhor decisão.

Conheça o Criador

Antes de mais nada, é fundamental escolher um criador responsável e confiável. Criadores éticos têm uma profunda preocupação com a saúde e o bem-estar de seus animais. Eles estão mais do que dispostos a mostrar onde os filhotes são criados e a falar sobre sua linhagem e saúde genética. Um bom criador deve ser transparente, disponibilizando informações sobre os pais do filhote e os resultados de quaisquer testes genéticos ou exames de saúde realizados.

Observe o Comportamento do Filhote

Ao visitar os filhotes, observe como eles interagem com seus irmãos, com o criador e com você. Um filhote saudável de Shih Tzu deve ser curioso, brincalhão e sociável.

Verifique a Saúde do Filhote

Certifique-se de que o filhote que você está considerando está saudável. Isso inclui verificar sinais claros de saúde, como olhos brilhantes, pelo limpo e sem parasitas, ouvidos limpos, e atividade normal. Peça ao criador os registros de vacinação e desparasitação do filhote e considere uma visita ao veterinário para um exame de saúde antes de finalizar a adoção.

Considere as Necessidades de sua Família

 Considere se o temperamento do filhote é compatível com o seu estilo de vida e ambiente familiar. Por exemplo, se você tem crianças pequenas ou outros animais de estimação, procure um filhote que demonstre ser calmo e não muito dominador. A adaptação do filhote ao seu ambiente é crucial para uma transição suave e um futuro feliz juntos.

Prepare-se para o Compromisso

Lembre-se, adotar um filhote de Shih Tzu é um compromisso de longo prazo que incluirá cuidados com sua saúde, treinamento, socialização e, claro, muito amor e atenção. Certifique-se de que está pronto para investir tempo, energia e recursos para cuidar adequadamente de seu novo amigo peludo.

Escolher um filhote de Shih Tzu é apenas o primeiro passo em uma jornada maravilhosa e gratificante. Com o devido cuidado e preparação, você pode garantir que seu novo companheiro será uma fonte de alegria e companheirismo por muitos anos. Seja criterioso, paciente e amoroso, e seu filhote de Shih Tzu certamente se tornará um membro amado e valorizado de sua família.

Preparando a Casa para o seu Shih Tzu

Necessidades Básicas: Alimentação, Higiene e Saúde

Abrir sua casa e seu coração para um Shih Tzu é como preparar o palco para uma grande estrela! Esses pequenos notáveis não só trazem alegria e companhia, mas também requerem alguns cuidados especiais para garantir que sejam felizes e saudáveis. Vamos mergulhar no mundo da preparação do lar para esses encantadores amigos de quatro patas!

Alimentação: Um Banquete Fit for a King!

A alimentação do seu Shih Tzu deve ser digna de um pequeno monarca. Opte por alimentos de alta qualidade, especificamente formulados para raças pequenas, que possam fornecer todos os nutrientes necessários em porções adequadas ao seu tamanho diminuto. Lembre-se, **a comida influencia diretamente o brilho**

de seu pelo e a saúde geral, então escolha as opções que promovam uma vida longa e vibrante. E claro, mantenha sempre água fresca e acessível, pois hidratação é essencial!

Higiene: Cuidados de Beleza Real

O esplêndido pelo do Shih Tzu não fica fabuloso por acaso! A higiene regular é fundamental. Escovações frequentes são necessárias para evitar nós e manter o pelo brilhante e saudável. Além disso, banhos mensais com shampoos suaves ajudarão a manter seu pequeno príncipe ou princesa cheirando bem e com aparência impecável. Não esqueça também de cuidar dos olhos e ouvidos, que precisam de limpezas regulares para evitar infecções.

Saúde: Um Check-Up Real

Visitas regulares ao veterinário são cruciais para manter seu Shih Tzu no caminho da saúde. **Vacinações, controle de parasitas e check-ups regulares** ajudarão a prevenir doenças e garantir que qualquer problema seja tratado prontamente. Considere também a esterilização ou castração, que pode contribuir para uma vida mais longa e saudável.

Preparar sua casa para um Shih Tzu é como montar um pequeno trono no coração do seu lar. Com alimentação adequada, cuidados de higiene meticulosos e atenção à saúde, você estará criando um ambiente perfeito para seu novo amigo. E lembre-se, cada pequeno gesto de cuidado é uma prova de amor que será retribuída com muita alegria e companheirismo pelo seu Shih Tzu. Prepare-se para muitos anos de felicidade partilhada!

Equipamentos e Acessórios Essenciais

Preparar sua casa para a chegada de um Shih Tzu é como montar o cenário para uma estrela de cinema! Cada detalhe é importante e cada item, um passo para garantir que seu pequeno amigo se sinta em casa. Aqui estão os equipamentos e acessórios essenciais que transformarão seu lar em um paraíso Shih Tzu-friendly!

A Cama Real: Um Trono de Conforto

O primeiro passo é escolher uma cama que seja tão confortável que até você teria inveja! Shih Tzus adoram aconchego, por isso, uma cama macia, possivelmente com bordas elevadas para que possam encostar a cabeça, é ideal. Coloque a cama em um local tranquilo, longe de correntes de ar e não muito distante da família, pois eles adoram estar no centro das atenções.

Comedouros e Bebedouros: Refeições Estilosas

Escolha comedouros e bebedouros estáveis e à prova de deslizamento, adequados ao tamanho do seu Shih Tzu. Alguns proprietários preferem **recipientes elevados** para facilitar o acesso e **ajudar na postura** do cão durante as refeições. Certifique-se de que os materiais sejam fáceis de limpar e seguros para evitar qualquer risco à saúde.

Kit de Higiene: Mantendo a Majestade Impecável

Prepare um kit de higiene que inclua escovas de cerdas suaves, shampoo e condicionador específicos para cães, cortadores de unha, e produtos de limpeza de ouvidos e olhos. Manter seu Shih Tzu limpo e bem cuidado não só é vital para sua saúde, mas também um momento especial de vínculo entre vocês.

Brinquedos: O Tesouro da Diversão

Shih Tzus podem ser pequenos, mas têm uma energia surpreendente e um espírito brincalhão. Uma variedade de brinquedos, como mordedores, bolas e brinquedos interativos, manterá seu cão estimulado mentalmente e fisicamente. Brinquedos também são ótimos para evitar que mordam itens que não devem!

Coleira e Guia: Passeios com Estilo

Uma coleira confortável e uma guia são essenciais para os passeios diários. Escolha uma coleira adequada ao tamanho e ao peso do seu Shih Tzu, e considere uma guia retrátil para dar um pouco mais de liberdade durante os passeios, sem perder o controle.

Roupinhas: Moda Canina

Shih Tzus são sensíveis ao frio, então um guarda-roupa com algumas peças de roupa é mais do que uma questão de estilo, é uma necessidade! Jaquetas, suéteres e até botinhas podem ajudar a manter seu amigo quente durante os passeios em climas mais frios.

Com estes equipamentos e acessórios, você não só estará oferecendo uma vida de realeza ao seu Shih Tzu, mas também garantindo sua saúde, bem-estar e felicidade. E lembre-se, cada item é um investimento no conforto e na alegria do seu novo melhor amigo!

Cuidados com o Shih Tzu

Alimentação Adequada

Quando se trata de cuidar de um Shih Tzu, a alimentação não é apenas uma questão de encher a tigela; é uma arte que combina nutrição, sabor e um pouquinho de amor! A dieta do seu Shih Tzu é o alicerce de sua saúde e felicidade, então vamos garantir que cada refeição seja uma festa real para seu pequeno amigo.

O Menu Perfeito: Escolhendo o Alimento Ideal

O Shih Tzu, com seu charme irresistível e energia contagiante, precisa de uma dieta formulada especialmente para raças pequenas. Estes alimentos são ricos em nutrientes essenciais que ajudam a manter seu **pelo brilhante** e sua energia no auge. Procure por rações que ofereçam um equilíbrio entre proteínas de alta qualidade, gorduras saudáveis, fibras, e vitaminas e minerais. Lembre-se, a qualidade é crucial, então opte por marcas renomadas que se dedicam à saúde canina.

Porções Principescas: Quantidade e Frequência

Shih Tzus podem ser pequenos, mas seu apetite é digno de um rei! No entanto, é vital não cair na tentação de alimentá-los excessivamente. Sobrepeso pode ser um problema sério para esta raça, trazendo complicações de saúde. Siga as recomendações do fabricante para porções, ajustando conforme a idade, peso e nível de atividade do seu cão. Normalmente, dividir a alimentação diária em duas pequenas refeições ajuda a manter seu metabolismo estável e sua energia distribuída ao longo do dia.

Tratando com Realeza: Snacks e Petiscos

Todo Shih Tzu adora um bom petisco, mas aqui também vale a regra da moderação. Escolha snacks saudáveis, como pequenos pedaços de frutas (sem sementes) ou vegetais, e use-os sabiamente durante o treinamento ou como um mimo especial. **Evite alimentos humanos que são tóxicos para cães**, como chocolate, uvas e cebolas.

Hidratação é Saúde: Água Fresca Sempre

Não podemos esquecer da água! Mantenha sempre à disposição uma tigela de água fresca e limpa. A hidratação é essencial para a saúde geral do seu Shih Tzu, ajudando desde a digestão até a manutenção de um pelo saudável.

Consultas Nutricionais: Trabalhando com um Veterinário

Para uma paz de espírito total, consulte regularmente um veterinário sobre a dieta do seu Shih Tzu. Eles podem oferecer conselhos personalizados e ajudar a ajustar a dieta conforme as necessidades de saúde do seu cão mudam ao longo do tempo.

Com essas dicas, a alimentação do seu Shih Tzu será não apenas nutritiva, mas também uma fonte de prazer e saúde. Lembre-se, cada refeição é uma oportunidade de mostrar amor e cuidado ao seu amigo peludo. Bom apetite, pequeno príncipe!

Higiene e Cuidados com o Pelo

Manter o pelo desses cães esplêndido não é apenas uma questão de estética, mas também de saúde e bem-estar. Então, vamos desvendar o segredo dos cuidados com o pelo do Shih Tzu que farão seu amiguinho brilhar como nunca!

Escovação Estrelar: Mantenha o Brilho

O pelo longo e sedoso do Shih Tzu é lindo de ver, mas pode facilmente embaraçar. Para evitar nós e manter o pelo macio e brilhante, uma rotina regular de escovação é essencial. Invista em uma boa escova de cerdas macias e dedique um tempo para escovar seu Shih Tzu várias vezes por semana, se não diariamente. Este momento não só garante um pelo saudável, mas também fortalece o vínculo entre vocês dois, tornando-o um verdadeiro ritual de carinho.

Banhos: Limpeza e Condicionamento

Shih Tzus não precisam de banhos diários, mas uma limpeza regular é crucial para manter a pele e o pelo saudáveis. A cada três a quatro semanas é o ideal. Use shampoos e condicionadores especiais para cães, preferencialmente aqueles formulados para pelagem longa. Eles ajudam a desembaraçar, dar brilho e manter o pelo do seu Shih Tzu tão luxuoso quanto o de uma estrela de cinema. **Lembre-se de secar bem o pelo após o banho**, pois **a umidade pode causar irritações na pele.**

Cortes de Pelo: Estilo e Conforto

Embora muitos donos de Shih Tzu optem por manter o pelo longo, um corte regular é necessário para evitar que o pelo fique muito comprido e difícil de manejar. Cortes de estilo "puppy cut" são populares, pois são mais fáceis de manter e mantêm seu cãozinho fresco e confortável. Visitar um profissional **de confiança** para um bom corte de pelo pode transformar o visual do seu Shih Tzu e simplificar os cuidados diários.

Olhos e Ouvidos: Cuidados Delicados

Os olhos grandes e expressivos do Shih Tzu requerem atenção especial para evitar lágrimas excessivas e infecções. Limpe delicadamente **ao redor** dos olhos com um algodão úmido regularmente. Os ouvidos também devem ser checados e limpos regularmente para evitar acúmulos de cera e detritos que podem levar a infecções.

Patinhas e Unhas: Toques Finais

Não esqueça das patinhas e das unhas! Mantenha as unhas do seu Shih Tzu aparadas para evitar desconforto ao caminhar. As patas também devem ser verificadas frequentemente para remover detritos que possam ter ficado presos entre as almofadas.

Com esses cuidados, seu Shih Tzu não só vai parecer saído de um salão de beleza canino, mas também se sentirá como o cãozinho mais feliz e saudável do mundo. E quando ele passar trotando ao seu lado, prepare-se para os olhares de admiração — afinal, não é todo dia que se vê um Shih Tzu tão bem cuidado!

Saúde: Vacinações e Visitas ao Veterinário

Quando se trata de cuidar de um Shih Tzu, considerar a saúde desse pequeno gigante é tão importante quanto escolher o seu próximo brinquedo favorito! Manter o seu Shih Tzu saudável envolve visitas regulares ao veterinário, vacinações e uma dose extra de atenção. Vamos explorar como tornar essas experiências tão prazerosas quanto um passeio no parque!

1. O Calendário de Vacinação: O Escudo Protetor As vacinações são **a primeira linha de defesa** na saúde do seu Shih Tzu, protegendo-o contra uma variedade de doenças perigosas. Desde as primeiras semanas de vida, seu Shih Tzu precisará de várias vacinas, como a polivalente (que protege contra várias doenças), antirrábica, entre outras. Cada dose no tempo certo não é apenas um procedimento médico; é um ingresso para um futuro saudável e feliz. Certifique-se de seguir o calendário de vacinação recomendado pelo **seu veterinário** e mantê-lo sempre **atualizado**.

2. Visitas ao Veterinário: Encontros pela Saúde Visitas regulares ao veterinário são essenciais, não apenas para vacinações, mas também para check-ups de rotina. Essas visitas permitem que o profissional avalie o desenvolvimento e a saúde geral do seu Shih Tzu, desde a audição e visão até a condição de sua pele e pelo. Considere essas idas ao veterinário como uma oportunidade para garantir que seu amigo esteja sempre no seu melhor estado de saúde. Além disso, é uma chance de esclarecer dúvidas e receber conselhos sobre alimentação, comportamento e cuidados gerais.

3. Prevenção é o Melhor Remédio: Parasitas e Precauções A prevenção contra parasitas como pulgas, carrapatos e vermes é vital. Esses pequenos invasores não só incomodam seu Shih

Tzu, como podem causar problemas de saúde graves. Discuta com seu veterinário as melhores opções de tratamento preventivo, que podem incluir medicamentos orais, tópicos ou até injeções, dependendo do ambiente e do estilo de vida do seu animal.

4. Um Ambiente de Suporte: A Base da Boa Saúde Além das vacinações e visitas ao veterinário, criar um ambiente doméstico saudável é crucial. Isso inclui manter uma **rotina regular de exercícios**, uma dieta balanceada e muito amor e atenção. Lembre-se de que a saúde mental do seu Shih Tzu é tão importante quanto a física. Brincadeiras, treinamentos e socialização contribuem para o bem-estar geral do seu pet.

Portanto, arme-se com um bom plano de saúde, um veterinário de confiança e uma rotina de cuidados consistente. Assim, seu Shih Tzu não só será o rei da casa, mas também um rei saudável, pronto para muitas aventuras ao seu lado!

Educação e Treinamento

Treinamento Básico de Obediência

Treinar um Shih Tzu para obedecer não é apenas uma questão de disciplina; é abrir as portas para uma comunicação clara e um relacionamento harmonioso entre você e seu pet. Com sua inteligência esperta e charme irresistível, o Shih Tzu pode aprender muito rápido, mas também pode usar sua astúcia para escapar das regras! Vamos mergulhar no mundo do treinamento básico de obediência de forma divertida e eficaz.

Construindo a Base: Comandos Essenciais

O treinamento básico de obediência envolve ensinar ao seu Shih Tzu alguns comandos fundamentais como "senta", "fica", "vem" e "não". Esses comandos não apenas aumentam **a segurança** do seu cão, como também facilitam a convivência diária. Comece com sessões curtas de treinamento, de 5 a 10 minutos, para manter a atenção do seu Shih Tzu sem sobrecarregá-lo.

Positividade é a Chave: Reforço Positivo

Shih Tzus respondem maravilhosamente ao reforço positivo. Use elogios, carinhos e petiscos como recompensas para comportamentos desejados. Isso não só torna o treinamento mais agradável, mas também fortalece o vínculo entre vocês. Evite repreensões severas; em vez disso, opte por ignorar os comportamentos indesejados e recompensar prontamente os comportamentos adequados.

Consistência é Crucial

A consistência nos comandos e nas recompensas ajuda seu Shih Tzu a entender o que é esperado dele. Seja claro e consistente com os comandos e mantenha a mesma resposta para comportamentos específicos. Isso reduz a confusão e acelera o processo de aprendizagem.

Paciência e Persistência

Os Shih Tzus podem ser teimosos, então paciência e persistência são fundamentais. Não desanime se o progresso parecer lento inicialmente. Cada pequeno avanço é um passo na direção certa. Comemore os sucessos, por menores que sejam, e continue incentivando seu Shih Tzu com entusiasmo e amor.

Treinamento Divertido: Transformando Aprendizado em Brincadeira

Incorporar jogos e brincadeiras no treinamento pode torná-lo mais divertido e envolvente para ambos. Por exemplo, ensinar o comando "vem" pode ser transformado em uma brincadeira de esconde-esconde, onde seu Shih Tzu é recompensado ao encontrá-lo.

Aulas e Socialização

Considere matricular seu Shih Tzu em aulas de treinamento para filhotes. Isso não só ajuda no aprendizado dos comandos básicos, mas também oferece uma excelente oportunidade para socialização com outros cães e pessoas.

Com essas dicas, o treinamento de obediência do seu Shih Tzu será uma experiência recompensadora e cheia de momentos alegres. Lembre-se de que cada sessão é uma oportunidade para aprender e crescer juntos, fortalecendo a relação e garantindo que seu Shih Tzu seja um companheiro bem-comportado e feliz!

Dica de treino: Como aprender o local correto para fazer necessidades de urina e fezes

Utilizar produtos como educadores sanitários pode ser uma boa pedida.

Os educadores sanitários geralmente vêm em forma de sprays que contêm feromônios ou outros atrativos que incentivam o seu Shih Tzu a urinar ou defecar na área marcada. Você pode aplicar o spray em tapetes higiênicos, jornais ou em um local específico do quintal. O cheiro sutil guia o cão a entender onde é aceitável aliviar-se, facilitando o processo de treinamento.

Escolha do Local Selecione um local apropriado dentro de casa ou no jardim que você quer que seu Shih Tzu use como banheiro. Aplique o educador sanitário nesse local. É importante escolher um local que seja facilmente acessível para o seu cão e que também seja conveniente para limpeza e manutenção.

Rotina Consistente Estabeleça uma rotina diária levando seu Shih Tzu ao local escolhido, especialmente após refeições e ao acordar, momentos em que é mais provável que ele precise usar o banheiro. Cada vez que ele usar o local corretamente, reforce positivamente com elogios e talvez um pequeno petisco. A consistência é fundamental para que ele assimile o comportamento desejado.

Limpeza e Manutenção Mantenha o local de banheiro sempre limpo. Os cães preferem áreas limpas e podem evitar locais sujos, o que pode causar confusão durante o treinamento. Uma limpeza regular não só incentiva o uso contínuo do espaço como também mantém o ambiente saudável para ambos, cão e dono.

Paciência e Observação Observe os sinais de que seu Shih Tzu precisa ir ao banheiro, como inquietação ou andar em círculos, e leve-o imediatamente ao local designado. Com paciência e prática, ele começará a associar o local com a ação de aliviar-se.

Evitando Acidentes Se ocorrerem acidentes, é importante não repreender seu Shih Tzu severamente. Em vez disso, limpe o local imediatamente para remover odores que possam confundi-lo no futuro, e reforce o treinamento levando-o ao local correto mais frequentemente.

Com o uso inteligente de educadores sanitários e muita consistência, seu Shih Tzu logo aprenderá onde é o lugar certo para fazer suas necessidades, tornando a convivência ainda mais harmoniosa e prazerosa. Treinar seu amigo peludo é um investimento no bem-estar dele e na tranquilidade da sua casa!

Como Lidar com a Teimosia Típica da raça

Ah, os Shih Tzus! Esses encantadores cãezinhos podem ser pequenos em tamanho, mas são gigantes em personalidade — e isso inclui uma dose generosa de teimosia. Mas não se engane, essa teimosia pode ser tanto um desafio quanto um charme irresistível. Vamos descobrir maneiras criativas e positivas para lidar com essa peculiaridade tão característica da raça, transformando potenciais obstáculos em oportunidades para aprendizado e diversão.

Entenda o Comportamento: Por Que Eles São Teimosos?

Os Shih Tzus foram criados para serem companheiros leais e amorosos, e parte dessa lealdade pode se manifestar como uma vontade forte de fazer as coisas do seu próprio jeito. A teimosia pode ser um sinal de inteligência e independência. Entender isso pode ajudar você

a abordar a situação com mais empatia e
paciência.

Reforço Positivo: Elogie o Comportamento Desejado

Uma das melhores maneiras de lidar com a
teimosia do Shih Tzu é usar técnicas de **reforço
positivo**. Elogios, carinhos e petiscos podem
fazer maravilhas para encorajar
comportamentos desejados. Quando seu Shih
Tzu cooperar ou realizar uma tarefa que você
pediu, faça deste um grande momento, com
muita festa e recompensas. Com o tempo, ele
vai associar a obediência com coisas positivas.

Seja Consistente nas Regras e Expectativas

A consistência é chave quando se trata de
treinar um Shih Tzu. Estabeleça regras claras e
mantenha-as constantes. Se "não subir no sofá"
é uma regra hoje, essa regra deve valer sempre.
A inconsistência pode confundir seu cão e
fortalecer a teimosia.

Treinamento Regular e Divertido

Mantenha as sessões de treinamento curtas, divertidas e envolventes. Os Shih Tzus podem **se entediar facilmente**, então **variar os exercícios** e torná-los divertidos é uma excelente estratégia para manter seu interesse e cooperação. Jogos que estimulam tanto o corpo quanto a mente são especialmente bons para esta raça.

Seja Paciente e Resiliente

Às vezes, lidar com a teimosia pode ser frustrante. É importante manter a calma e não se deixar levar pela frustração. Respirar fundo e dar um tempo para ambos pode ajudar a redefinir as energias e tentar novamente com uma abordagem renovada.

Busque Ajuda Profissional se Necessário

Se a teimosia do seu Shih Tzu estiver impedindo o progresso no treinamento ou causando problemas de comportamento, não hesite em procurar a ajuda de um treinador profissional. Um olhar externo e experiente pode oferecer novas técnicas e insights para melhorar a situação.

Lidar com a teimosia do Shih Tzu pode ser um desafio, mas com as estratégias certas, você transformará essa característica em um traço encantador e gerenciável. Afinal, é essa personalidade única que muitas vezes nos faz apaixonar ainda mais por esses adoráveis cãezinhos!

Socialização e Comportamento do Shih Tzu com Outros Animais e Pessoas

Quando se trata de socialização, o Shih Tzu é como o pequeno embaixador das raças caninas: charmoso, amigável e sempre pronto para fazer novos amigos, seja de duas ou quatro patas! A socialização é uma parte crucial do desenvolvimento de um Shih Tzu, ajudando-o a se tornar um cão equilibrado e feliz. Vamos mergulhar nas melhores práticas para tornar cada interação uma experiência positiva e alegre.

Comece Cedo: A Importância da Socialização Precoce

O ideal é que a socialização comece nos primeiros meses de vida do seu Shih Tzu. Expor seu filhote a uma variedade de pessoas, animais, ambientes e situações desde cedo pode ajudar a prevenir o desenvolvimento de medos e agressões. Cada nova experiência é uma oportunidade de aprender que o mundo é um lugar seguro e divertido.

Diversidade é Chave: Amplie os Horizontes

Apresente seu Shih Tzu a diferentes tipos de pessoas (incluindo crianças, idosos e pessoas de diferentes etnias e gêneros) e a outros animais **de forma controlada e segura**. Isso pode incluir visitas a parques, passeios na vizinhança ou encontros programados com amigos que tenham pets bem comportados. A variedade de interações ajudará seu Shih Tzu a desenvolver boas maneiras sociais.

Brincadeiras Monitoradas: Segurança em Primeiro Lugar

Durante as brincadeiras com outros cães, é importante monitorar as interações para garantir que sejam positivas. Seja proativo e **interrompa brincadeiras quando necessário para evitar comportamentos agressivos ou excessivamente submissos**. Ensinar seu Shih

Tzu a brincar de forma respeitosa e gentil é crucial para o seu desenvolvimento social.

Treinamento de Comandos em Situações Sociais

Ensinar comandos básicos como "senta", "fica" e "vem" em ambientes sociais é uma excelente maneira de manter o controle sobre seu Shih Tzu em situações potencialmente estressantes. Isso não só reforça a sua liderança, como também dá ao seu cão uma sensação de estrutura e segurança.

Respeite os Limites do Seu Pet

Observe as reações do seu Shih Tzu e aprenda a reconhecer sinais de desconforto, como recuar, rosnar baixo ou tentar se esconder. Respeitar esses sinais e **não forçar interações indesejadas** é fundamental para construir a confiança do seu cão e evitar experiências negativas que possam afetar seu comportamento social.

Reforço Positivo: Celebre os Sucessos Sociais

Sempre que seu Shih Tzu interagir positivamente com outras pessoas ou animais, recompense-o com elogios, carinhos ou petiscos. Isso reforça comportamentos sociais adequados e torna as experiências sociais algo que ele vai querer repetir.

Socializar um Shih Tzu é uma jornada divertida e enriquecedora que beneficia tanto o cão quanto o dono. Com paciência, prática e muita positividade, seu Shih Tzu será capaz de brilhar em qualquer cenário social, distribuindo alegria e **conquistando corações por onde passa**!

Atividades e Exercícios

Atendendo às Necessidades Físicas

Ter um Shih Tzu é embarcar em uma aventura repleta de energia e entusiasmo! Apesar de seu tamanho pequeno, o Shih Tzu possui uma vitalidade surpreendente que precisa ser canalizada através de **atividades físicas regulares**. Vamos explorar como você pode manter seu Shih Tzu ativo, feliz e saudável com exercícios adequados a suas necessidades físicas.

Passeios Diários: A Alegria de Explorar

Os Shih Tzus adoram passeios e explorar novos ambientes. Caminhadas diárias são essenciais, não só para o exercício físico, mas também para a estimulação mental. Esses passeios devem ser adaptados ao seu ritmo e estamina, geralmente um passeio **tranquilo**, mas envolvente, é o suficiente para mantê-los satisfeitos. Dê tempo para que ele possa farejar e explorar – esses são os pequenos prazeres de um Shih Tzu!

Brincadeiras em Casa: Diversão ao Alcance

Em dias de clima adverso ou quando você não pode sair, brincadeiras dentro de casa podem ser uma excelente forma de queimar a energia do seu Shih Tzu. Brinquedos que incentivam o movimento, como bolas ou brinquedos de puxar, são ótimos para manter seu cãozinho movimentando-se. Jogos de buscar ou esconde-esconde também são atividades divertidas que podem ser praticadas no conforto do lar.

Treinamento de Agilidade: Estimulação Física e Mental

Embora não seja tão exigente quanto outras raças, o Shih Tzu pode se beneficiar de atividades de treinamento de agilidade adaptadas à sua escala. Isso pode incluir percorrer um pequeno circuito de obstáculos, o que ajuda a melhorar a coordenação e a manter a mente ativa. Claro, tudo isso deve ser feito de

forma lúdica e sem pressão, apenas como uma forma divertida de passar tempo juntos.

Socialização com Outros Cães: Amizades que Energizam

Socializar com outros cães não é apenas importante para o desenvolvimento comportamental do seu Shih Tzu, mas também uma ótima forma de exercício. Encontros controlados em parques ou visitas a amigos caninos podem proporcionar brincadeiras que são excelentes para a saúde física e mental do seu Shih Tzu.

Cuidado com o Excesso

É vital lembrar que, apesar da necessidade de atividades físicas, os Shih Tzus são propensos a **problemas respiratórios devido ao seu focinho curto**. Portanto, **evite exercícios intensos ou em dias muito quentes**, e sempre observe sinais de fadiga ou dificuldade para respirar.

Manter seu Shih Tzu ativamente envolvido em exercícios regulares não só ajuda a prevenir problemas de saúde como **a obesidade e a estagnação mental**, mas também fortalece a relação que você tem com seu peludo. Com um pouco de criatividade e muita diversão, as atividades físicas serão momentos esperados com entusiasmo tanto por você quanto pelo seu Shih Tzu!

Jogos e Brincadeiras Recomendadas

Ter um Shih Tzu é sinônimo de diversão garantida! Esses charmosos cãezinhos adoram participar de jogos e brincadeiras que estimulam tanto seu corpo quanto sua mente. Aqui estão algumas atividades recomendadas que prometem manter seu Shih Tzu entretido, ativo e sempre pronto para mais uma rodada de diversão!

1. Futebol Canino: Embora o Shih Tzu não vá competir em ligas profissionais, ele pode se tornar uma estrela no futebol de quintal. Use uma bola pequena e leve, ideal para o tamanho dele, e ensine-o a empurrar a bola com o nariz ou as patas. É uma ótima maneira de incentivar o exercício físico e você pode se divertir muito com as tentativas dele de dominar a bola.

2. Cabo de Guerra: Um jogo clássico que nunca falha, o cabo de guerra é perfeito para fortalecer a mandíbula do Shih Tzu e suas habilidades de puxar. Use um brinquedo resistente e certifique-se de permitir que seu cãozinho ganhe de vez em quando, o que ajuda a aumentar sua confiança e entusiasmo pelo jogo. Lembre de não puxar com tanta força para não correr o risco de forçar demais a dentição do seu amigo.

3. Caça ao Tesouro: Esconder petiscos ou brinquedos favoritos pela casa ou pelo jardim pode proporcionar uma divertida caça ao tesouro. Instrua seu Shih Tzu a "procurar" e veja-o se deliciar na busca pelos esconderijos. Este jogo não apenas o mantém fisicamente ativo, mas também aguça suas habilidades sensoriais e de **resolução de problemas**.

4. Bolhas de Sabão: Poucas coisas são tão encantadoras quanto um Shih Tzu pulando para estourar bolhas de sabão. Use uma solução de bolhas segura para pets e observe seu pequeno amigo se divertir tentando capturar essas esferas mágicas e flutuantes. É uma atividade simples que pode trazer muita alegria e risadas.

5. Curso de Agilidade em Miniatura: Montar um pequeno circuito de agilidade no seu quintal pode ser uma excelente atividade para seu Shih Tzu. Use cones, túneis e pequenos obstáculos que o encorajem a correr, pular e se esquivar. Além de ser um ótimo exercício, ajuda a melhorar sua coordenação motora e sua capacidade de seguir comandos.

6. Esconde-Esconde: Esconder-se e chamar seu Shih Tzu para encontrar você pode ser tanto um exercício físico quanto um jogo mental. É uma maneira divertida de fortalecer o vínculo entre vocês e de ensinar comandos de chamada e busca de forma lúdica.

7. Dança Canina: Por que não dançar com seu Shih Tzu? Coloque uma música animada e ensine-o a seguir seus movimentos, seja girando, pulando ou movendo-se ao ritmo da música. Isso não só é divertido, mas também uma forma criativa de gastar energia.

Estas brincadeiras são perfeitas para manter seu Shih Tzu engajado, saudável e feliz. Lembre-se sempre de adaptar as atividades às capacidades e interesses do seu cão, garantindo que ele se divirta tanto quanto você!

Dicas para Manter seu Shih Tzu Ativo e Engajado

Ter um Shih Tzu é ter um companheiro cheio de energia e curiosidade, e manter essa bolinha de pelo ativa e engajada é fundamental para sua saúde e felicidade. Aqui estão algumas dicas criativas e divertidas para garantir que seu Shih Tzu esteja sempre animado e pronto para a próxima aventura!

Varie as Rotinas de Exercício

Mesmo que seu Shih Tzu tenha seus passeios favoritos, variar as rotinas pode mantê-lo estimulado e ansioso por novas aventuras. Experimente novos caminhos durante as caminhadas ou incorpore jogos e atividades físicas diferentes em cada saída. A novidade pode reacender o entusiasmo do seu pet por suas atividades diárias.

Crie Desafios Mentais

Os Shih Tzus são inteligentes e gostam de desafios. Use brinquedos de quebra-cabeça ou jogos interativos que requerem que ele pense para conseguir algo, como petiscos escondidos ou brinquedos que precisam de manipulação para liberar comida. Esses jogos mantêm sua mente afiada e satisfeita.

Estabeleça uma Rotina de Treinamento Diário

Dedicar tempo para treinar novos truques ou reforçar os antigos não só ajuda a manter seu Shih Tzu fisicamente ativo, mas também fortalece os laços entre vocês. O treinamento diário promove uma comunicação eficaz e permite que você entenda melhor as necessidades e preferências do seu cão.

Socialização Regular

Manter seu Shih Tzu socializado é crucial para seu bem-estar emocional. Programar encontros com outros cães, visitas a parques ou participação em eventos caninos pode ajudar a manter seu Shih Tzu feliz e ativo. A socialização ajuda a prevenir problemas de comportamento e mantém seu pet confortável em diferentes ambientes.

Rotas de Exploração em Casa

Crie um ambiente estimulante em casa com espaços seguros para explorar, escaladas leves e brinquedos escondidos. Você pode montar um pequeno circuito ou usar móveis e brinquedos para criar novos desafios que incentivarão seu Shih Tzu a se mover e explorar.

Incentive Interatividade com Brinquedos

Investir em uma variedade de brinquedos que incentivem o seu Shih Tzu a interagir pode ser uma ótima maneira de mantê-lo ativo. Alterne os brinquedos regularmente para manter o interesse dele. Brinquedos que podem ser mastigados, puxados ou que emitem sons são especialmente bons para manter a atenção deles.

Passeios Complementares

Além das caminhadas diárias, considere outras atividades ao ar livre que possam ser adaptadas para seu Shih Tzu, como passeios de carro para novos destinos ou visitas a praias e parques onde ele pode correr livremente em um ambiente seguro.

Manter seu Shih Tzu ativo e engajado não é apenas uma questão de saúde física, mas também de enriquecimento emocional e mental. Com essas dicas, você pode garantir que seu adorável companheiro tenha uma vida cheia de alegria, saúde e muitas aventuras!

Problemas Comuns de Saúde

Doenças Comuns na Raça Shih Tzu

Os Shih Tzus, com seus olhos brilhantes e pelagem sedosa, são verdadeiros tesouros caninos. Mas, como qualquer raça, eles têm algumas vulnerabilidades à saúde que precisam de atenção especial. Conhecer as doenças comuns que podem afetar seu Shih Tzu é essencial para cuidar bem dele e garantir muitos anos de lambidas e ronronados. Vamos explorar essas condições com um olhar cuidadoso e prevenção em mente!

Problemas Respiratórios

Os adoráveis focinhos achatados dos Shih Tzus são parte de seu charme, mas também os tornam suscetíveis a problemas respiratórios, conhecidos como síndrome braquicefálica. Isso significa que eles podem ter dificuldades em respirar, especialmente em climas quentes ou durante exercícios físicos intensos. Mantenha as atividades do seu cãozinho leves e em horários **mais frescos do dia** para ajudar a evitar complicações.

Problemas Oculares

 Seus grandes e expressivos olhos são impossíveis de ignorar, mas essa também é uma área de vulnerabilidade. Os Shih Tzus estão propensos a condições como úlceras de córnea e prolapso da glândula da terceira pálpebra, mais comumente conhecida como "olho de cereja". Consultas regulares ao veterinário para checagens oculares ajudarão a detectar qualquer problema precocemente e tratar de forma eficaz.

Problemas de Ouvido

As orelhas longas e pendentes dos Shih Tzus podem reter umidade e promover infecções de ouvido. Limpezas regulares são necessárias para manter esses adoráveis ouvidos saudáveis e livres de infecções. Uma rotina de cuidados incluindo a verificação e limpeza das orelhas pode fazer maravilhas. **Aprenda a fazer a limpeza** com seu veterinário ou leve para o mesmo realizar a limpeza regularmente.

Doenças Dentárias

Devido ao seu pequeno porte e estrutura facial, os Shih Tzus são especialmente propensos a problemas dentários como tártaro e doença periodontal. Uma boa higiene bucal, incluindo escovação regular e check-ups dentários, são essenciais para manter a boca do seu amigo peludo saudável.

Problemas de Coluna

Esta raça é também suscetível a problemas de coluna, como a hérnia de disco. Manter um peso saudável e evitar atividades que sobrecarreguem a coluna do seu Shih Tzu pode ajudar a prevenir essas questões dolorosas.

Alergias e Problemas de Pele

 Os Shih Tzus podem sofrer de alergias que causam irritação na pele e problemas dermatológicos. Identificar e tratar alergias alimentares ou ambientais com a ajuda de seu veterinário pode melhorar significativamente a qualidade de vida de seu cão.

Conhecimento é poder, especialmente quando se trata de prevenir e tratar as condições de saúde que podem afetar seu Shih Tzu. Com cuidados regulares, monitoramento e muito amor, seu pequeno companheiro pode desfrutar de uma vida longa, saudável e muito feliz ao seu lado. Cada pequeno esforço vale a pena quando se trata da saúde e bem-estar do seu fiel amigo!

Prevenção e Tratamento

Vamos explorar algumas estratégias fundamentais de prevenção e tratamento que podem fazer toda a diferença na vida do seu Shih Tzu. Prepare-se para mergulhar no mundo dos cuidados proativos!

Rotina Regular de Visitas ao Veterinário

A prevenção começa com check-ups regulares. Assim como você visitaria seu médico para um exame de rotina, seu Shih Tzu também precisa dessas consultas periódicas. Esses encontros permitem que o veterinário identifique e trate precocemente quaisquer problemas de saúde, **antes que eles se tornem sérios**.

Vacinação e Controle de Parasitas

Manter o calendário de vacinação em dia é crucial para proteger seu Shih Tzu contra várias doenças infecciosas. Além disso, a prevenção regular de parasitas, como pulgas, carrapatos e vermes, deve ser uma prática constante.

Produtos específicos e recomendados pelo veterinário podem manter esses indesejáveis longe do seu amiguinho.

Alimentação Balanceada e Hidratação

Uma dieta nutritiva é a base da boa saúde. Alimente seu Shih Tzu com ração de alta qualidade, adequada à sua idade, peso e condição de saúde. Não se esqueça da hidratação! Água fresca e limpa deve estar sempre disponível para ajudar na digestão e manter o sistema urinário saudável.

Higiene e Cuidados Diários

A higiene regular é mais do que apenas manter seu Shih Tzu bonito. Escovação frequente ajuda a evitar emaranhados e problemas de pele, enquanto banhos periódicos (com produtos específicos para cães) mantêm sua pele e pelo saudáveis. Cuidados com os olhos, ouvidos e dentes são essenciais para evitar infecções e doenças periodontais.

Exercício Adequado e Mentalmente Estimulante

O exercício regular é vital, mas deve ser adequado às capacidades físicas do Shih Tzu, especialmente considerando sua propensão a problemas respiratórios. Atividades leves como passeios curtos e brincadeiras são ideais. Além disso, jogos que desafiam sua mente podem prevenir o tédio e manter sua agilidade mental afiada.

Observação e Atenção às Mudanças Comportamentais

Fique atento a quaisquer mudanças no comportamento ou na rotina diária do seu Shih Tzu. Perda de apetite, letargia, desconforto ao se mover ou mudanças nos hábitos de eliminação são sinais que exigem atenção imediata.

Tratamentos Personalizados

Se o seu Shih Tzu já tem uma condição diagnosticada, seguir rigorosamente o plano de tratamento prescrito pelo veterinário é fundamental. Seja administração de medicamentos, terapias específicas ou ajustes na dieta, cada aspecto do tratamento é importante.

Com estas práticas de prevenção e tratamento, você não só aumenta as chances de uma vida longa e saudável para seu Shih Tzu, mas também fortalece seu vínculo com ele, garantindo que cada dia juntos seja o melhor possível. Cuidar de um Shih Tzu é uma jornada repleta de responsabilidades, mas também de muitas **alegrias e amor incondicional**!

Quando Procurar um Veterinário: Sinais de Alerta

Saber quando é hora de visitar o veterinário é crucial para prevenir problemas simples de se tornarem questões sérias. Vamos descobrir juntos os sinais de alerta que indicam que uma visita ao veterinário é mais do que necessária!

Mudanças no Apetite ou na Sede

Um Shih Tzu que de repente **perde o interesse por comida** ou **começa a beber água excessivamente** pode estar dando sinais de problemas de saúde, como diabetes ou doenças renais. Mudanças nos hábitos alimentares sempre merecem atenção e uma avaliação profissional.

Alterações no Comportamento

Se o seu Shih Tzu, normalmente animado e brincalhão, parece **letárgico, irritadiço ou menos ativo**, pode ser um indicativo de que algo não vai bem. Alterações comportamentais são frequentemente o primeiro sinal de que seu pet não está se sentindo bem.

Dificuldades Respiratórias

Devido ao seu focinho achatado, os Shih Tzus são suscetíveis a problemas respiratórios. Se você notar que seu cão está ofegante mais do que o normal, com dificuldade para respirar ou emitindo ruídos estranhos ao respirar, é hora de consultar o veterinário imediatamente.

Problemas de Pele e Pelo

Se observar coceira excessiva, perda de pelo, vermelhidão ou qualquer outro problema na pele do seu Shih Tzu, não hesite em procurar ajuda. Problemas dermatológicos podem ser sintomas de alergias, infecções ou outros problemas de saúde subjacentes.

Problemas Digestivos

Vômitos ou diarreia são motivos de preocupação, especialmente se persistirem por mais de um dia ou se acompanhados de sinais como apatia ou desidratação. Problemas digestivos podem indicar desde uma simples indigestão até condições mais graves.

Problemas Urinários ou Fecais

Dificuldades para urinar ou defecar, mudanças na frequência ou na aparência das fezes ou da urina, ou qualquer sinal de dor ao eliminar são motivos para uma visita ao veterinário. Esses sintomas podem indicar problemas urinários, intestinais ou de outros órgãos.

Claudicação ou Dificuldade de Movimento

Se seu Shih Tzu mostra dificuldade para se levantar, subir escadas, ou manca ao andar, isso pode ser sinal de dor ou desconforto. Problemas articulares e musculares são comuns em muitos cães e podem requerer intervenção veterinária.

Mudanças nos Olhos ou na Visão

Olhos vermelhos, lacrimejamento excessivo, uma aparência turva ou qualquer mudança na forma como seu Shih Tzu enxerga são motivos para preocupação. Problemas oculares podem se agravar rapidamente e exigem atenção **imediata**.

Conhecer esses sinais e agir rapidamente pode fazer uma grande diferença na saúde e no bem-estar do seu Shih Tzu. Lembre-se, na dúvida, sempre é melhor pecar pelo excesso de cautela e consultar seu veterinário. A prevenção e o cuidado **proativo** são as chaves para uma vida longa e saudável para seu querido companheiro!

Envelhecimento do Shih Tzu

Cuidados com o Shih Tzu Idoso

Assistir ao envelhecimento do seu amado Shih Tzu pode ser um processo doce e melancólico. Aquele mesmo cãozinho que pulava e corria com uma energia inesgotável agora caminha com passos mais lentos e sábios. Mas não se engane, o coração de um Shih Tzu nunca realmente envelhece! Vamos explorar como você pode cuidar do seu amigo peludo na terceira idade, garantindo que seus anos dourados sejam tão confortáveis e alegres quanto os primeiros.

Ajustes na Dieta

À medida que os Shih Tzus envelhecem, suas necessidades dietéticas mudam. Eles podem começar a ter um metabolismo mais lento e ser menos ativos, o que exige uma alteração na quantidade e no tipo de comida para evitar o ganho de peso. Alimentos formulados para cães seniores podem fornecer os nutrientes necessários sem as calorias extras. Esses alimentos também são geralmente mais fáceis de digerir e podem ajudar a manter a saúde dos órgãos vitais.

Cuidados Veterinários Aumentados

Os check-ups veterinários devem se tornar mais frequentes à medida que seu Shih Tzu envelhece. Exames regulares podem ajudar a detectar precocemente condições comuns em cães idosos, como problemas cardíacos, renais ou artrite. A detecção precoce é fundamental para tratar ou gerenciar essas condições eficazmente.

Exercício Moderado

Embora o seu Shih Tzu idoso possa não ter a mesma energia de antes, o exercício continua sendo crucial para a saúde física e mental. Passeios mais curtos e leves, adequados à sua capacidade, podem ajudar a manter a mobilidade sem sobrecarregar suas articulações.

Jogos leves dentro de casa também podem ajudar a mantê-lo ativo e engajado.

Conforto no Lar

À medida que seu Shih Tzu envelhece, ele pode começar a encontrar dificuldades com **saltos e escadas**. Considere fazer ajustes em casa, como **rampas ou degraus mais baixos**, para ajudá-lo a navegar pelo espaço sem dor ou desconforto. Certifique-se de que ele tenha um local de descanso confortável, longe de correntes de ar e onde ele possa se deitar e levantar **facilmente**.

Enriquecimento Ambiental e Mental

Mantenha a mente do seu Shih Tzu sempre ativa e engajada. Utilize brinquedos interativos, novos desafios e jogos de quebra-cabeça para estimular seu intelecto e evitar o tédio.

Atenção às Mudanças Comportamentais

Fique atento a qualquer mudança no comportamento do seu Shih Tzu. A confusão, a desorientação ou a alteração nos padrões de sono podem ser sinais de problemas cognitivos relacionados à idade, como a disfunção cognitiva canina, que é similar ao Alzheimer em humanos. Há tratamentos e medicamentos que podem ajudar a gerenciar esses sintomas.

Amor e Paciência

Acima de tudo, seu Shih Tzu idoso precisa de amor e paciência. Ele pode precisar de mais tempo para fazer coisas que antes eram simples, e o apoio emocional do seu dono é crucial. Continue a oferecer-lhe atenção e carinho, e certifique-se de que ele saiba o quanto ainda é amado.

Cuidar de um Shih Tzu idoso é uma tarefa nobre e recompensadora. É a sua chance de retribuir todo o amor e alegria que ele lhe proporcionou ao longo dos anos. Com os cuidados certos, você pode ajudar a garantir que cada momento de seus anos dourados seja cheio de conforto e felicidade.

Ajustes na Alimentação e Atividades

Conforme o Shih Tzu avança na idade, suas necessidades nutricionais e de atividade física mudam. Fazer ajustes cuidadosos na alimentação e nas atividades diárias do seu amigo peludo é essencial para garantir que ele continue aproveitando a vida com o máximo de saúde e alegria. Vamos explorar como você pode adaptar esses aspectos importantes para o bem-estar do seu Shih Tzu idoso!

Refinando a Dieta

À medida que os Shih Tzus envelhecem, seu metabolismo desacelera e suas necessidades calóricas diminuem. Uma dieta **rica em fibras e baixa em calorias**, especialmente formulada para cães **seniores**, pode ajudar a manter o peso ideal e prevenir problemas como a obesidade. Além disso, alimentos com altos níveis de ácidos graxos ômega-3 e antioxidantes podem ajudar a manter as articulações saudáveis e combater os efeitos dos radicais livres. Lembre-se de consultar o veterinário para ajustar a dieta de acordo com as necessidades específicas de saúde do seu Shih Tzu, como condições renais ou cardíacas.

Moderação nos Petiscos

Os petiscos ainda podem ser uma parte importante do regime do seu Shih Tzu, especialmente como recompensas durante o treinamento, mas escolha opções com baixo teor de gordura e calorias. Os petiscos não devem representar mais de 10% da ingestão diária de calorias para evitar ganho de peso.

Adequando as Atividades Físicas

Embora o vigor juvenil possa ter diminuído, a necessidade de exercício físico regular permanece. Opte por passeios mais curtos e menos intensos, que não sobrecarreguem as articulações do seu Shih Tzu. Atividades como caminhadas leves pela vizinhança ou brincadeiras suaves em casa podem manter seu cão ativo sem exageros. O importante é manter a regularidade, adaptando a duração e a intensidade à capacidade do seu cão.

Estimulação Mental Continuada

Mantenha a mente do seu Shih Tzu tão ativa quanto seu corpo. Jogos mentais, como brinquedos de quebra-cabeça que liberam petiscos ou simples truques novos, podem ajudar a manter seu cão mentalmente estimulado e engajado. Isso é vital para prevenir a deterioração cognitiva e manter a saúde mental em dia.

Monitoramento e Ajustes Contínuos

À medida que seu Shih Tzu envelhece, continue monitorando sua saúde e comportamento de perto. Ajustes na dieta e nas atividades podem ser necessários com base em seu estado de saúde geral, energia e mobilidade.

Cuidar de um Shih Tzu idoso com ajustes cuidadosos na alimentação e atividades não apenas prolongará sua vida, mas também melhorará sua qualidade, permitindo que você desfrute de mais anos preciosos ao lado do seu companheiro peludo.

Criando uma Vida Longa e Feliz

Construindo um Vínculo Forte com seu Shih Tzu

Ter um Shih Tzu é como ter um pequeno companheiro mágico ao seu lado, sempre pronto para oferecer amor e alegria. Construir um vínculo forte com seu Shih Tzu não é apenas uma parte essencial de sua criação, é o segredo para uma vida longa e feliz juntos. Aqui estão algumas dicas para fortalecer essa conexão especial, transformando cada dia ao lado do seu Shih Tzu em um momento de pura felicidade.

Comunicação Consistente

A comunicação é a base de qualquer relacionamento forte, e com seu Shih Tzu, isso não é diferente. Dedique tempo para entender os sinais e comportamentos do seu cão. Quanto mais você compreender como ele expressa suas necessidades e emoções, melhor poderá atendê-las. Isso inclui desde reconhecer sinais de fome ou dor até entender quando ele está feliz ou quer brincar.

Tempo de Qualidade Juntos

A qualidade do tempo que você passa com seu Shih Tzu é crucial. Isso não significa apenas caminhar ou alimentá-lo, mas também envolver-se em atividades que ambos desfrutem. Brinque com ele, ensine novos truques, ou simplesmente relaxe juntos no sofá. Cada momento de atenção e cuidado fortalece o vínculo entre vocês.

Treinamento Positivo

O treinamento é uma excelente forma de construir uma relação de confiança e respeito mútuo. Use métodos de treinamento baseados em reforço positivo, recompensando os comportamentos desejados com petiscos, carinhos ou elogios. Isso não só ajuda seu Shih Tzu a aprender o que você espera dele, como também mostra que ele pode confiar em você para liderar com gentileza e firmeza.

Cuidados de Saúde Proativos

Cuidar da saúde do seu Shih Tzu é uma demonstração de amor. Isso inclui alimentação adequada, exercícios regulares, visitas ao veterinário e atenção às suas necessidades especiais conforme ele envelhece. Um Shih Tzu saudável é um Shih Tzu feliz, e um que viverá uma vida longa e plena ao seu lado.

Respeito Pelos Seus Espaços e Ritmos

Assim como os humanos, os cães têm seus próprios ritmos e necessidades de espaço. Respeitar isso é fundamental. Dê ao seu Shih Tzu um lugar seguro e confortável que seja só dele, onde ele possa recuar quando precisar de tranquilidade. Entender e respeitar as necessidades de espaço do seu cão reforça seu sentimento de segurança e pertencimento.

Experiências Novas e Enriquecedoras

Expor seu Shih Tzu a novas experiências pode ser incrivelmente enriquecedor. Novos cheiros, sons e lugares estimulam a mente do seu cão e evitam o tédio. Seja uma nova rota de caminhada ou uma viagem de carro, essas pequenas aventuras podem ser uma fonte de alegria e descoberta para ambos.

Construir um vínculo forte com seu Shih Tzu transforma a jornada de cuidados em uma de mútua felicidade e descobertas compartilhadas. Cada gesto de amor, cada segundo de dedicação e cada nova experiência juntos não apenas enriquece a vida do seu Shih Tzu, mas também a sua própria, criando memórias preciosas que durarão para sempre.

Lidando com Questões de Mobilidade e Saúde Sênior no Shih Tzu

À medida que seu Shih Tzu entra nos seus anos dourados, você pode notar que ele não é mais aquele furacão de energia que costumava ser. Como um bom vinho que envelhece, ele requer cuidados especiais, especialmente quando se trata de mobilidade e saúde geral. Mas não se preocupe! Com algumas adaptações e muita paciência, você pode ajudar seu amigo peludo a desfrutar desta fase da vida com conforto e alegria. Vamos explorar como você pode suportar seu Shih Tzu com amor e cuidado durante seus anos sêniores.

Ambiente Adaptado para Conforto

Pequenas mudanças em casa podem fazer uma grande diferença para um Shih Tzu com mobilidade reduzida. Considere adicionar rampas ou degraus para ajudá-lo a acessar seus lugares favoritos, como o sofá ou a cama, sem pular. Tapetes antiderrapantes podem prevenir escorregões e quedas, especialmente em superfícies lisas como azulejos ou madeira.

Acessórios de Suporte

Para Shih Tzus com problemas graves de mobilidade, dispositivos como cadeiras de rodas caninas ou suportes de elevação podem oferecer a liberdade de se movimentar sem dor. Estes acessórios são projetados para proporcionar suporte sem restringir completamente a movimentação, permitindo que seu cão continue explorando o mundo ao seu redor com segurança e conforto.

Rotinas de Exercício Modificadas

É vital manter seu Shih Tzu idoso movimentando-se, mesmo que em um ritmo mais lento. Exercícios leves como caminhadas curtas podem manter suas articulações flexíveis e fortalecer seus músculos. A natação é outra excelente opção, pois oferece exercício de baixo impacto que é fácil nas articulações doloridas.

Controle de Peso Estrito

Manter um peso saudável é crucial para minimizar a pressão sobre as articulações e órgãos de seu Shih Tzu. Uma dieta balanceada, especificamente formulada para as necessidades de cães idosos, pode ajudar a manter o peso ideal. Consulte seu veterinário para ajustar a dieta conforme necessário para garantir que todas as necessidades nutricionais do seu cão sejam atendidas sem excesso de calorias.

Gestão de Dor e Saúde

Esteja atento aos sinais de dor ou desconforto em seu Shih Tzu. Medicamentos para dor e suplementos para as articulações, como glucosamina e condroitina, podem melhorar a qualidade de vida do seu cão. Terapias alternativas, como acupuntura ou massagem, também podem oferecer alívio e conforto para dores relacionadas à idade.

Gestão de Stress

Assim como os humanos, os cães também podem sofrer com o estresse. Encontre maneiras de minimizar situações estressantes para seu Shih Tzu e crie uma rotina que promova segurança e tranquilidade. Isso inclui ter um espaço próprio para ele se retirar quando necessário, além de manter uma rotina diária previsível.

Visitas Veterinárias Regulares

As visitas ao veterinário se tornam ainda mais importantes à medida que seu Shih Tzu envelhece. Check-ups regulares permitem que problemas de saúde sejam detectados e tratados precocemente, e dão a você a chance de discutir e reavaliar as estratégias de cuidado conforme as condições do seu cão mudam.

Cuidar de um Shih Tzu idoso pode exigir um pouco mais de esforço, mas cada momento que você passa cuidando dele fortalece o vínculo que vocês compartilham. Com amor, atenção e os ajustes certos, você pode ajudar seu companheiro de longa data a desfrutar de seus anos sêniores com o máximo de conforto e felicidade.

Conclusão

Encorajamento Final para os Donos de Shih Tzu

Ser proprietário de um Shih Tzu é embarcar em uma jornada repleta de amor, companheirismo e alegrias incontáveis. Estes pequenos cães não só trazem uma abundância de felicidade para os lares por onde passam, mas também enriquecem a vida de suas famílias com sua lealdade e personalidade cativante. Ao fecharmos este guia, gostaria de deixar algumas palavras de encorajamento para todos os atuais e futuros donos de Shih Tzu.

Aprecie Cada Momento

Os anos ao lado de seu Shih Tzu passarão rapidamente. Valorize cada passeio, cada sessão de brincadeiras, cada momento tranquilo juntos. Cada um desses momentos é uma oportunidade para fortalecer o vínculo que vocês compartilham e criar memórias que durarão para sempre.

Mantenha-se Atento e Proativo

A saúde e o bem-estar de seu Shih Tzu dependem da sua vigilância e cuidado proativo. Mantenha as visitas regulares ao veterinário, cuide de sua alimentação e exercício, e esteja sempre atento às suas necessidades emocionais e físicas. Um Shih Tzu bem cuidado é um Shih Tzu feliz e saudável.

Eduque-se e Conecte-se

Nunca pare de aprender sobre a melhor maneira de cuidar de seu Shih Tzu. Utilize os recursos disponíveis, junte-se a comunidades, e troque experiências com outros donos de Shih Tzu. Quanto mais você souber, melhor equipado estará para proporcionar uma vida maravilhosa para seu amigo peludo.

Celebre a Jornada

Cada Shih Tzu é único, com sua própria personalidade e peculiaridades. Celebre essas características que tornam seu cão especial. Adaptar-se e responder às necessidades individuais do seu Shih Tzu não só é uma responsabilidade, mas um privilégio que traz grandes recompensas.

Finalmente, lembre-se de que ser dono de um Shih Tzu é uma responsabilidade, mas também uma fonte imensa de alegrias e aprendizado. Seus esforços para cuidar bem de seu Shih Tzu refletirão não apenas na saúde e felicidade dele, mas também no enriquecimento de sua própria vida. Com amor, paciência e dedicação, a vida com seu Shih Tzu será uma aventura maravilhosa e gratificante. Boa sorte, e que cada dia com seu Shih Tzu seja melhor que o anterior!

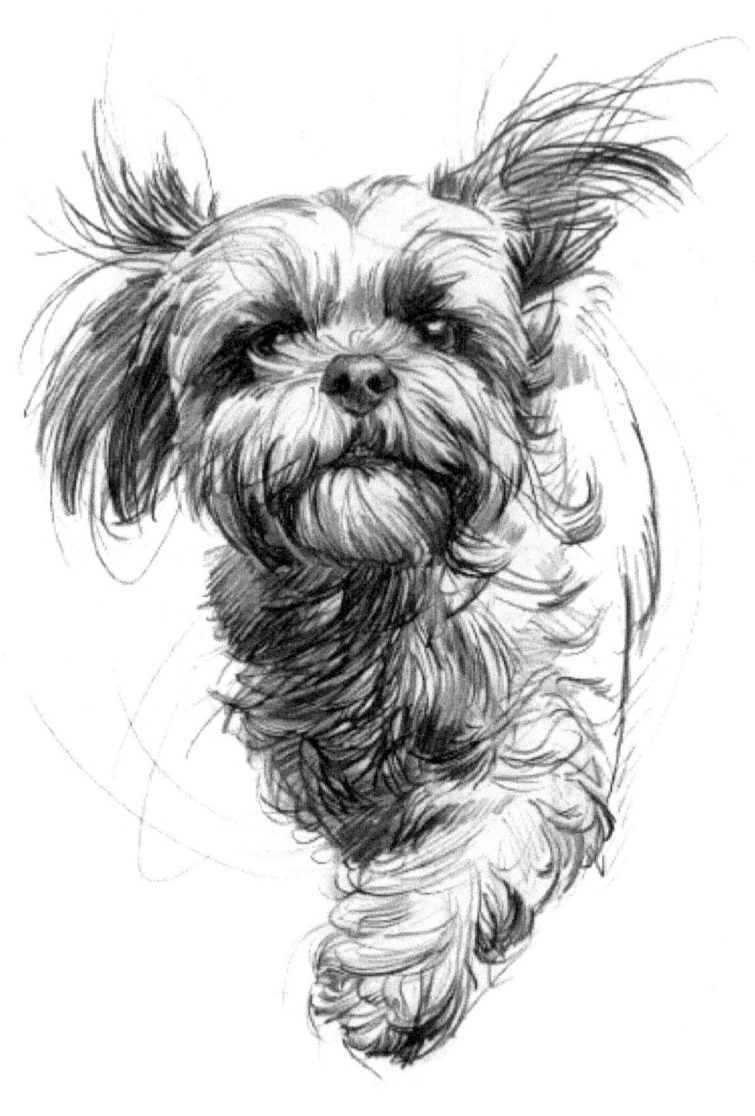

Desejamos uma boa jornada ao lado do seu companheiro(a) canino(a)!